Dainara Danila Nápoles Pastoriza
Alejandro Hernández Niubo
Gloria Marina Fonseca Lloga

Stom-VIH-Soft uma ferramenta para aprender sobre o VIH/SIDA

Dainara Danila Nápoles Pastoriza
Alejandro Hernández Niubo
Gloria Marina Fonseca Lloga

Stom-VIH-Soft uma ferramenta para aprender sobre o VIH/SIDA

e a sua relação com os cuidados médicos em Cirurgia Oral

ScienciaScripts

Imprint

Cover image: www.ingimage.com

This book is a translation from the original published under ISBN 978-613-9-40543-5.

Publisher:
Sciencia Scripts
is a trademark of
Dodo Books Indian Ocean Ltd. and OmniScriptum S.R.L publishing group

120 High Road, East Finchley, London, N2 9ED, United Kingdom
Str. Armeneasca 28/1, office 1, Chisinau MD-2012, Republic of Moldova, Europe
Managing Directors: Ieva Konstantinova, Victoria Ursu
info@omniscriptum.com

Printed at: see last page
ISBN: 978-620-8-52957-4

Universidade de Ciências Médicas Faculdade de Estomatologia

Stom-HIV-Soft uma ferramenta para aprender sobre o VIH/SIDA e a sua relação com os cuidados médicos em Cirurgia Oral. e a sua relação com os cuidados médicos em Cirurgia Oral.

Dainara Danila Nápoles Pastoriza

Dr. em Estomatologia. Residente do 3º ano em Cirurgia Maxilo-Facial.

Alejandro Hernández Niubo

Dr. em Estomatologia. Especialista de 1º grau em Estomatologia Geral Integral.

Gloria Marina Fonseca Lloga

Dr. em Estomatologia. Especialista de 1º grau em Estomatologia Geral Integral. Residente de Cirurgia Maxilofacial do 2º ano

RESUMO

Introdução: Atualmente, o VIH/SIDA é um problema grave que afecta Cuba e, em especial, a província de Santiago de Cuba. Os cirurgiões maxilofaciais desempenham um papel fundamental na deteção, prevenção e tratamento da doença, pelo que a formação académica dos estomatologistas e cirurgiões maxilofaciais necessita de integrar os conhecimentos adquiridos nas diferentes disciplinas, pelo que devem ser desenvolvidas e aplicadas novas técnicas de apoio ao ensino, como materiais didácticos.

Objetivo: Desenvolver um material didático de apoio ao processo de ensino-aprendizagem da licenciatura em Estomatologia que integre os conhecimentos fundamentais sobre o VIH/SIDA e a sua relação com os cuidados médicos em cirurgia oral.

Desenho metodológico: Foi realizada uma investigação do tipo inovação tecnológica na Faculdade de Estomatologia de Santiago de Cuba, no período de janeiro a abril de 2018, dirigida aos alunos do ano terminal. Para a criação do hiperambiente educativo, foram utilizados os programas CrheaSoft 3.3.3, Paint, Photoshop, Microsoft Office PowerPoint e WondersharePhotoStoryPlatinum.

Resultados: A maioria dos estudantes preferiu o hiperambiente educativo como meio didático de ensino. Este foi desenvolvido sob o título de Stom-HIV-Soft e a sua aplicação aumentou o número de estudantes com um nível adequado de conhecimentos para 93,3% e foi considerado por 100% dos especialistas como um meio praticamente útil.

Conclusões: Foi concebido o hiperambiente educativo Stom-HIV-Soft que integra os conteúdos fundamentais relacionados com o VIH-SIDA e a sua relação com a prática em cirurgia oral.

Palavras-chave: hiperambiente educativo, VIH-SIDA, cirurgia oral

ÍNDICE

INTRODUÇÃO

O aparecimento da infeção pelo VIH e da SIDA teve um impacto perene na humanidade. A SIDA não é apenas uma doença, mas a fase final da infeção pelo VIH, caracterizada por um conjunto de doenças potencialmente fatais. Passaram mais de 20 anos desde que o agente causador foi identificado e, embora tenham sido feitos progressos na diferenciação das suas caraterísticas e do mecanismo de infeção, não foi descoberto nenhum tratamento eficaz para curar a doença [1].

Em 2016, 36,7 milhões de pessoas viviam com o VIH em todo o mundo, 1,8 milhões de pessoas foram infectadas recentemente com o VIH, 1 milhão de pessoas morreram de doenças relacionadas com a SIDA, 76,1 milhões de pessoas foram recentemente com o VIH desde o início da epidemia e 35,0 milhões de pessoas morreram de doenças relacionadas com a SIDA desde o início da epidemia [2].

Atualmente, em Cuba, verifica-se um grande aumento do número total de pessoas que vivem com VIH/SIDA, especialmente na província de Santiago de Cuba, onde até 11 de abril de 2018 havia um total de 2.262 casos de VIH, sendo o sexo masculino o mais afetado, 80%, e os homens que têm relações sexuais com homens, tendo o município de Santiago de Cuba a maior prevalência da doença e o sector da saúde o segundo lugar em termos de incidência acumulada por sector [(2)].

É essencial ter sempre presente o importante papel que os estomatologistas e cirurgiões maxilofaciais desempenham como parte do pessoal de saúde responsável cuidados especializados de que estes doentes necessitam, tendo também em conta que as doenças infecciosas orais afectam as pessoas infectadas pelo VIH durante todas as fases doença, pelo que podem ser os primeiros a reconhecer os sinais e sintomas da infeção pelo VIH-SIDA, que são comuns e incluem novas apresentações de doenças oportunistas reconhecidas como tal [(3- 5)].

A formação dos profissionais de odontologia em Cuba deve responder fundamentalmente às necessidades sanitárias do país e da província, e o atendimento eficaz e oportuno dos pacientes com VIH é uma prioridade atual para o país e para a província de Santiago de Cuba.

O tema do VIH-SIDA e a sua relação com os cuidados médicos em cirurgia oral inclui elementos de promoção, prevenção, diagnóstico, b i o s e g u r i d a d e , tratamento cirúrgico e ética médica, que são muito necessários para o trabalho profissional do cirurgião oral, que necessitará das ferramentas necessárias para identificar, diagnosticar, tratar e encaminhar para outras especialidades necessário [3,6].

A formação académica do estomatologista em cirurgia oral exige a integração dos conhecimentos adquiridos em diferentes disciplinas, ou seja, a interdisciplinaridade. É por isso que é necessário desenvolver e aplicar novas técnicas para consolidar e integrar os conhecimentos essenciais necessários aos profissionais das ciências médicas e particular, da Estomatologia.

A solução para este problema pode ser encontrada na utilização de meios dinâmicos e simples de apoio ao ensino. As diferentes técnicas de ensino e os meios a utilizar para a execução das acções educativas constituem um conjunto de procedimentos destinados modificar conhecimentos, atitudes e práticas, bem como a sensibilizar para os problemas de saúde, tanto a nível individual como coletivo [7-9].

Com os materiais didácticos, o potencial de aprendizagem dos nossos órgãos dos sentidos é utilizado em maior medida; em média, uma pessoa normal aprende: através do paladar 1%, do tato 1,5%, através do olfato 3,5%, através da audição 11,0% e através da visão 83,0% [(10,11)].

Na sua aplicação, são necessárias a imaginação e a criatividade para poder modificar e adaptar os conhecimentos em função dos participantes e da situação específica a enfrentar (12). de acordo com os participantes e a situação específica a enfrentar [12].

Após uma extensa pesquisa no INFOMED sobre a existência de um produto digital que integrasse todos os elementos relacionados com o VIH/SIDA e a sua relação com os cuidados médicos em cirurgia oral, verificou-se que poucos produtos sobre este tema.

Problema científico:

Tendo em conta que em várias ocasiões os alunos do curso de Estomatologia têm levantado a necessidade de aumentar os materiais de apoio que integram os conteúdos, fundamentalmente nos últimos anos do curso onde a capacidade de integrar os conteúdos leccionados em anos anteriores e em diferentes disciplinas se

torna mais complexa, e devido à relevância que o tema do VIH-SIDA tem atualmente para a província de Santiago de Cuba, colocou-se a seguinte questão:
Como contribuir para a integração de conhecimentos fundamentais sobre o VIH/SIDA e a sua relação com os cuidados médicos em cirurgia oral durante o processo de ensino educativo em medicina dentária, de modo a aumentar o conhecimento sobre este tema?

Justificação do estudo:

As ciências médicas estão passando por uma revolução pedagógica em decorrência das transformações ocorridas no processo de universalização do ensino. A utilização de softwares educacionais hiperambientais favorece a presença em sala de aula de um aluno mais criativo, que participa mais ativamente, facilitando o de ensino-aprendizagem e a integração dos conhecimentos. Diante da necessidade que existe nos alunos de estomatologia que estão enfrentando um de universalização onde é exigido o uso de materiais didáticos que compilam informações explícitas, previamente revisadas e às vezes de difícil acesso para o aluno, surge a necessidade de estabelecer uma ponte digital automatizada, que seria o software, Surge a necessidade de estabelecer uma ponte digital automatizada, que seria o software, para promover uma boa relação médico-paciente para a prestação de cuidados médicos estomatológicos e maxilofaciais de qualidade em termos de diagnóstico, prognóstico e plano de tratamento, especialmente para pacientes que necessitam de cuidados abrangentes e eficientes, como é o caso das pessoas que vivem com HIV-SIDA.

Hipótese: O desenvolvimento de um suporte didático de apoio ao processo de ensino-aprendizagem que integre conhecimentos fundamentais sobre o VIH/SIDA e a sua relação com os cuidados médicos em cirurgia oral permitirá aumentar os conhecimentos dos alunos sobre esta temática.

OBJECTIVO GERAL:

Elaborar um material didático de apoio ao processo ensino-aprendizagem para o curso de licenciatura em Estomatologia que integre os conhecimentos fundamentais sobre o VIH/SIDA e a sua relação com os cuidados médicos em cirurgia oral.

OBJECTIVOS ESPECÍFICOS:

1- Avaliar o nível de conhecimentos dos alunos selecionados para o estudo sobre este tema.

2- Identificar o meio preferido dos alunos para aprender a matéria em .

3- Conceber o meio de ensino preferido pelos alunos para o estudo da disciplina.

4- Testar o valor científico do meio concebido através da avaliação dos conhecimentos dos alunos após a interação com o produto e da avaliação do produto pelos utilizadores e especialistas.

CONCEPÇÃO METODOLÓGICA

Para a realização desta investigação, foi necessário, numa primeira fase, efetuar uma investigação detalhada dos temas leccionados nas disciplinas de Microbiologia, Medicina Oral I, Periodontia, Cirurgia Oral, Medicina Oral II, de modo a os alunos de Estomatologia, bem como o estudo dos objectivos definidos no plano D para as disciplinas, sob o conselho e a supervisão do tutor.

CONCEPÇÃO DO PRODUTO ACABADO:

Local e período em que o produto foi fabricado:

Faculdade de Estomatologia de Santiago de Cuba, durante o período de janeiro a abril de 2018.

Tipo de investigação:

Inovação tecnológica. O produto selecionado foi um hiperambiente educativo

Pessoal envolvido e tarefas atribuídas: participaram 3 investigadores:

Dra. Dainara Danila Nápoles Pastoriza

Dr. Alejandro Hernández Niubo

Dra. Gloria Marina Fonseca Lloga

Efectuaram a conceção do suporte pedagógico, bem como a pesquisa e a compilação das informações, e elaboraram o relatório final do produto.

Elementos utilizados no fabrico do produto:

Foi utilizado um computador ASUS no projeto. CPU Intel(R)Caleron(R) N3050@ 1.60GHz.

Sistema operativo: Windows 10 Home Single Languaje

Foi utilizado o programa CrheaSoft 3.3.3. **CrheaSoft 3.3.3**: É utilizado para criar apresentações em Flash, HTML, EXE e CD-ROM. A sua interface é tão fácil de utilizar como arrastar e largar, sem conhecimentos de programação. Utiliza um sistema de desenvolvimento baseado em ícones. Cada ícone equivale a um elemento que pode ser integrado no projeto, seja ele um texto, uma imagem ou um vídeo. O CrheaSoft 3.3.3 caracteriza-se pelo facto de permitir a configuração de eventos para os diferentes objectos que compõem um projeto. É uma ferramenta necessária para criar apresentações com efeitos especiais, além de apresentar trabalhos com variáveis e a utilização de scripts, e permite a adição de ficheiros em diferentes formatos como Word, PDF, Power Point e ficheiros compactados.

Adobe Photoshop 10 CS3 Portable: Programa profissional utilizado para a edição de imagens, bem como para a criação de fundos e botões.

Microsoft Office 2016: Pacote utilizado para o processamento do texto contido no hiperambiente e elaboração de tabelas e gráficos do relatório de pesquisa

Principais procedimentos quais o produto foi concebido:

O desenvolvimento do hiperambiente educativo foi efectuado em três fases:

1- Pesquisa e compilação de informações: A informação contida neste produto foi obtida através de vários livros e revistas actualizados sobre o assunto; toda a literatura consultada é apresentada neste relatório.

2- Seleção das ferramentas para a sua criação: após a avaliação de várias ferramentas para a criação do hiperambiente educativo, foi decidido utilizar o CrheaSoft 3.3.3, o Adobe Photoshop 10 CS3 Portable e o Microsoft Office 2016, o Pro Show Gold 3.2 e o Ulead Video Studio 10.

3- Conceção do produto: Foi concebido de forma a facilitar a motivação, a aprendizagem de novos conhecimentos e o aprofundamento de conhecimentos anteriores, a fornecer novos estímulos e a ativar o sistema de resposta dos alunos. Além disso, o objetivo era fornecer informações e recursos actualizados para melhorar a qualidade do ensino, tendo sido gerados efeitos visuais relacionados com o ambiente digital. Nesta fase de conceção, o conteúdo textual, as animações e imagens, o ambiente do hiperambiente e a estrutura lógica do seu funcionamento foram elaborados a partir dos recursos de programação. Decidiu-se que os gráficos, animações e imagens seriam criados seguindo o formato e o estilo das gamas e tonalidades de cores concebidas de acordo com o design.

Requisitos mínimos para executar o produto num computador:

- Microprocessador Intel Celeron(R) de 1,2 GHz
- Sistema operativo Windows 2000 em diante
- 256 MB DE RAM
- CD-ROM-DVD

Requisitos para utilização:

- Requisitos de manutenção: O sistema não necessita de manutenção.
- Requisitos de fiabilidade: É fiável, preciso e praticamente isento de falhas.
- Requisitos de desempenho: Bom desempenho, boa velocidade e bom tempo de resposta.
- Requisitos da plataforma de hardware: PC: Pentium III 1.0 GHz e 256 MB de RAM.
- Requisitos da plataforma de software: Sistema operativo Windows 2000 em diante.
- Facilidade de aprendizagem: Aprender a navegar no hiperambiente é fácil e rápido.

CONCEPÇÃO DO ESTUDO DE VERIFICAÇÃO:

Foi realizado um estudo do tipo inovação tecnológica, que consistiu na criação de um hiperambiente educativo, que contém toda a informação necessária que integra os conhecimentos fundamentais sobre os cuidados médicos do VIH/SIDA em cirurgia oral para os alunos dos últimos anos do curso de Estomatologia (principalmente o 5º ano).

O estudo foi realizado na Faculdade de Estomatologia de Santiago de Cuba de janeiro a abril de 2018.

Para esta fase, foi aplicado um questionário aos estudantes de medicina dentária do quinto ano (Anexo 2), constituindo assim um estudo quase experimental antes-depois sem grupo de controlo.

Definição do universo de estudo

Foi constituído pelos alunos do 5º ano da carreira de Estomatologia em Santiago de Cuba no período de janeiro a abril de 2018 num total de 130, selecionando uma amostra de 30 alunos através de amostragem aleatória simples.

Critérios de inclusão: alunos do 5º ano do curso de Estomatologia em Santiago de Cuba que deram o seu consentimento informado para participar na investigação.

Critérios de exclusão: estudantes do 5º ano do curso de Estomatologia em Santiago de Cuba que solicitem uma licença por doença ou por qualquer outra causa.

A investigação foi efectuada em 4 fases:

Primeira fase:

Os participantes no estudo foram submetidos a um teste diagnóstico inicial (Anexo 1) relacionado com o tema em questão, sem recurso ao meio didático, com o objetivo de verificar os níveis de conhecimento, de acordo com os critérios de seleção acima referidos.

Operacionalização da variável:

Variável	**Classificação**	**Escala**
Nível de conhecimentos	Qualitativo Ordinal Qualitativo Ordinal Politómico	Adequado Moderadamente adequado Inadequado

Adequado: Mais de 80% das perguntas foram respondidas corretamente.

Moderadamente adequado: 60-80% das questões respondidas corretamente.

Inadequado: Menos de 60% das questões respondidas corretamente.

-Foi elaborado um questionário (Anexo 2), no qual foi recolhida dos alunos que participaram na investigação a preferência de como receber informação sobre o VIH/SIDA e a sua relação com os cuidados médicos em cirurgia oral, oferecendo ao aluno uma série de meios educativos adequados para escolher. É de salientar que, durante a aplicação do inquérito, foi explicado aos alunos em que consistia cada meio de comunicação, caso existissem dúvidas relacionadas com os mesmos.

Operacionalização da variável:

Variável	**Classificação**	**Escala**
Meios de preferência por adquirir conhecimentos	Qualitativa Nominal Qualitativa Politómica	Hiper-ambiente educativo Programa audiovisual Sítio Web PowerPoint com hiperligações

Estes dados permitiram conhecer as preferências alunos do curso de Medicina Dentária em termos da forma como recebem a informação, que foram tidas em conta na conceção do suporte didático.

Segunda fase:

Uma vez elaborado o hiperambiente, este foi submetido ao critério de especialistas. Tratava-se de especialistas com experiência no tema do VIH/SIDA e da sua relação com os cuidados médicos em cirurgia oral e em informática, professores da carreira de Estomatologia. A sua seleção foi determinada através de uma amostragem não probabilística e intencional (amostragem por critérios), tendo em conta os seguintes critérios

Critérios de inclusão:

- Possuir conhecimentos e experiência no .
- Ser um especialista em TI.

- Ter estatuto de professor.
- Estar disposto a participar nos ensaios do produto informático.

Tendo em conta os critérios acima referidos, foi selecionada uma amostra de 4 especialistas:

- 2 especialistas em II Grau de Dentisteria Geral Integral e Cirurgia Maxilofacial, com experiência no tratamento de pacientes com VIH.
- 2 especialistas em Informática

Este grupo de especialistas preencheu um questionário (Anexo 3).

Operacionalização variável:

Variável	**Classificação**	**Escala**
Qualidade da apresentação	Qualitativo Ordinal Ordinal Politómico	Alto Médio Baixo
Qualidade da execução	Qualitativo Ordinal Ordinal Politómico	Alto Médio Baixo
Qualidade científica	Qualitativo Ordinal Ordinal Politómico	Alto Médio Baixo
Utilidade prática	Qualitativo ordinal ordinal politómico	Total Parcial Nenhum

Terceira fase:

O nível de conhecimentos dos alunos foi avaliado após a sua interação com o meio didático concebido, tendo em conta a mesma variável e escala utilizadas na primeira fase para medir os conhecimentos.

Quarta fase:

Avaliação do hiperambiente educativo pelos alunos do 5º ano do curso de Estomatologia em Santiago de Cuba (Anexo 4).

Operacionalização das variáveis:

Variável	Classificação	Escala
Facilidade de utilização e interação	Qualitativa ordinal Politómica	Total Parcial Nenhum
Qualidade das imagens, vídeos e simulações sonoro	Qualitativo Ordinal Ordinal Politómico	Alto Médio Baixo
Nível de compreensão do conteúdo	Qualitativo Ordinal Ordinal Politómico	Adequado Moderadamente Adequado Inadequado
Design e cores	Qualitativo Ordinal Ordinal Politómico	Adequado Moderadamente Adequado Inadequado
Ajuda na integração dos conhecimentos	Qualitativo Ordinal Qualitativo Ordinal Politómico	Total Parcial Nenhum
Motivação	Qualitativa Nominal Dicotómica	Sim Não
Aceitabilidade do emprego como meio de ensino	Qualitativa Nominal Dicotómica	Aceite Não aceite

Procedimentos e técnicas de recolha de informações:

A informação foi obtida a partir do preenchimento dos inquéritos em que foram registadas as respostas dos estudantes e dos especialistas. Cada estudante dispunha de 45 minutos para responder às perguntas no caso dos diagnósticos. Estas perguntas foram concebidas de acordo com os conhecimentos que os alunos deveriam ter sobre o assunto, segundo o programa.

Processamento e análise:

Os dados foram processados num computador ASUS. Intel(R)Caleron(R) CPU N3050@ 1.60GHz, com o sistema operativo Windows 10 Home Single Language. Com os dados obtidos após a aplicação do inquérito aos alunos, foram criadas várias bases de dados no programa SPSS versão 21.0, que permitiram a aplicação dos cálculos estatísticos pertinentes, procedeu-se à análise percentual e apresentam-se tabelas de frequências absolutas e percentagens, que permitem uma melhor compreensão.

Aspectos éticos

Para a realização do trabalho, foi solicitada a aprovação dos diretores da instituição onde o meio de ensino foi utilizado (Anexo 5), foi garantida a confidencialidade dos critérios e a integridade moral dos participantes, e foi solicitada a autorização para participar através de um formulário de consentimento informado (Anexo 6).

DESENVOLVIMENTO

O produto desenvolvido foi um hiperambiente educativo intitulado: **Estom-VIH-Soft.**

Caraterísticas do hiperambiente educativo.

- Integra os conhecimentos teóricos e práticos essenciais da matéria. Mantém a
- motivação do aluno.
- Apresenta informações importantes e actuais sobre o assunto. a interação do
- utilizador com aplicação

Estrutura e funcionamento do Estom-VIH-Soft

O produto está estruturado por módulos e cada um deles pode ser acedido a qualquer momento durante a navegação, mantendo as mesmas opções de acesso através de um menu superior, sendo que alguns módulos terão uma navegação própria em função suas diferentes funcionalidades.

Todos os produtos serão iniciados no modo de ecrã inteiro. Para voltar ao ecrã normal, prima o botão F11 no teclado.

X No canto superior direito do produto, encontra-se o botão Fechar . Se clicar nele, o produto será fechado juntamente com o servidor.

Os dados relevantes do produto serão apresentados na página inicial.

Programa do módulo (Anexo 7)

O módulo Syllabus apresenta uma janela pendente com o Índice que inclui 7 secções: Epidemiologia do VIH/SIDA, História da doença, Diagnóstico e prevenção do VIH/SIDA, Manifestações orais do , Biossegurança e VIH/SIDA, Tratamento cirúrgico oral de doentes com VIH/SIDA, Ferramenta metodológica para cuidados dentários abrangentes para pessoas que vivem com VIH/SIDA e Aspectos éticos dos cuidados para doentes com VIH/SIDA.

Quando se seleciona o separador **Assunto**, o ecrã apresenta uma **janela pendente** com o **Índice** com todos os tópicos e subtópicos de leitura existentes. Cada tópico pode ter subtópicos, que serão apresentados clicando no tópico e todos os subtópicos que ele tem serão apresentados logo abaixo. Os tópicos ou subtópicos que têm conteúdos para ler serão apresentados com um ícone ao lado. Para visualizar este conteúdo, clique no botão , a janela pendente será automaticamente ocultada e o conteúdo será apresentado.

Clicando no ícone ( ) em qualquer altura, a **janela pendente** será selecionada e apresentada conforme adequado.

No canto inferior direito do ecrã onde é apresentado o conteúdo, existe uma barra de paginação com o número de páginas existentes e o número da página atual, bem como diferentes opções para navegar pelas páginas.

As hiperligações para diferentes Tópicos ou Subtópicos aparecerão no conteúdo e serão apresentadas a azul. Se clicar nesta hiperligação, será encaminhado para o destino da mesma.

Módulo de exercícios (Anexo 8)

O módulo Exercícios conduz à página correspondente, que possui uma série de questões que farão com que o utilizador investigue e integre conhecimentos, a partir do aprofundamento dos conteúdos expostos, o que faz desta página uma das mais relevantes do Hiperambiente, com modalidades como verdadeiro ou falso. Segue-se um conjunto completo e abrangente de casos clínicos

Neste módulo poderá treinar através de um sistema de exercícios já elaborados, para isso deve fazer uma seleção dos exercícios que deseja fazer. Será apresentada no ecrã uma lista de todos os temas existentes, onde poderá selecionar os que pretende clicando no botão correspondente. Se desejar fazer todos os temas, a opção **Todos** aparece na parte inferior da caixa.

No lado direito, existem duas opções: **Intervalos** e **Atribuído**. Com estas opções, o utilizador pode escolher os exercícios e a forma como os quer realizar.

Por **intervalos**

Depois de ter selecionado o(s) tópico(s) em que a formação será realizada, é apresentado o número de exercícios em cada tópico. É apresentado um intervalo **de início** e **de fim.** Este último indica o número máximo de exercícios. Este intervalo pode ser modificado como o utilizador desejar, tendo em conta que não excede o número máximo de exercícios.

De seguida, aparecem duas opções, **Sequencial** e **Aleatório**.

Se escolher a opção **Sequencial**, os exercícios aparecerão consecutivamente. Para iniciar os exercícios, clique no botão **Iniciar**, no canto inferior direito. No caso da opção **Aleatório**, é apresentado inicialmente o número total de exercícios do tópico, este número depende do número de exercícios que o utilizador pretende fazer, independentemente do número e do tipo de perguntas. Para iniciar os , prima o botão **Iniciar**canto inferior direito.

Uma vez iniciado o sistema de exercícios, aparece uma barra na parte inferior do ecrã. barra com diferentes opções. À esquerda, opções de navegação (primeiro exercício, exercício anterior, exercício seguinte, último exercício e sair do treinador), bem como o número de exercícios a e a posição do exercício atual.

Ao selecionar o botão **Sair do formador**, aparece uma janela de confirmação a perguntar se pretende Sair da formação. Se pretender sair, vá para a secção Botão **OK**. Caso contrário, aceda ao botão **Cancelar**.

No canto inferior direito encontram-se os botões **Concluir**, **Rever** e um ícone **Ajuda**.

Se selecionar o botão **Concluir**, sai do exercício e é apresentado um ecrã com os **Resultados do treino**, com as estatísticas do exercício.

Se pretender guardar os resultados obtidos na sessão de treino, clique no botão **Guardar Resultado**, na parte inferior do ecrã. Esta operação deve ser efectuada antes de **sair da sessão de** treino, uma vez que, depois de sair da sessão de treino, não poderá obter os resultados.

Se selecionar o botão **Rever**, aparece uma janela com as restantes tentativas a fazer. Quando todas as tentativas tiverem sido esgotadas, aparecem dois novos botões no canto inferior direito**, A sua resposta** e **Resposta correta**. Ao selecionar o botão **A sua** resposta, é apresentada a última resposta dada pelo utilizador. Ao selecionar o botão **Resposta Correta**, é apresentada a resposta correta.

Se selecionar o botão **Ajuda**, aparece uma janela com uma orientação para a pergunta. Para sair, clique no botão **OK.**

A formação só estará concluída quando clicar no botão **Sair no ecrã**

Trainer situado na barra inferior do ecrã. Aparecerá uma mensagem a avisar o utilizador se pretende realmente sair, em caso positivo clique no botão **Ok,** caso não pretenda sair clique no botão **Ok.**
Caso contrário, clique no botão **Cancelar Módulo Mediateca** (Anexo 9).

Neste módulo, terá acesso a diferentes meios de comunicação. Para aceder a estes, basta passar o ponteiro do rato sobre o separador **Biblioteca de Média** e será apresentado um menu com as galerias existentes (imagens, vídeos, sons e animação). Ao selecionar uma das galerias, a estrutura por categorias será carregada no lado esquerdo do ecrã. Este hiperambiente tem vídeos e imagens actualizados relacionados com a matéria, alguns vídeos em inglês para complementar a atual estratégia curricular da língua inglesa nas carreiras das ciências médicas.

No lado direito do ecrã, todos os suportes carregados são apresentados de acordo com a categoria selecionada; no início, primeira categoria é apresentada por defeito. Ao

O ponteiro do rato sobre a média apresentará uma descrição da média e, ao clicar na , esta será reproduzida no ecrã.

Complementos do módulo

Este módulo mostra todas as bibliografias e complementos bibliográficos distribuídos por categorias. Para aceder a estes complementos, depois de selecionar o separador **Complemento,** aparecerá do lado esquerdo uma lista de todas as categorias e, ao selecionar uma delas, aparecerão do lado direito os ficheiros que contém, com ícones que representam cada material e a possibilidade de os descarregar a qualquer momento.

Módulo de jogos
No jogo **da forca** (Anexo 10)
Seleciona o nível de complexidade que pretende jogar.

- Nível 1: apresenta a orientação do exercício, a pergunta relativa à palavra e a primeira letra da palavra a adivinhar.
- Nível 2: fornece a orientação do exercício e a palavra pergunta.
- Nível 3: não fornece qualquer informação e é jogado contra o tempo.

Neste módulo, como nos exercícios, o aluno tem a oportunidade de aprender brincando, de aplicar os conhecimentos que tem sobre o assunto, é especialmente recomendado para motivar aqueles que estão menos interessados no assunto, porque através de uma forma diferente e não convencional dentro do processo de ensino, eles são trazidos para mais perto do conhecimento.

Ajuda do módulo Ajuda metodológica:

Esta ajuda mostrará as orientações dadas pelo programador do produto ao utilizador que utiliza o software.

RESULTADOS DO ESTUDO DE VERIFICAÇÃO

Tabela 1. Nível de conhecimento antes e depois da utilização do produto Estom-VIH-Soft. Faculdade de Estomatologia de Santiago de Cuba. 2018.

Momento	Nível de conhecimentos					
	Adequado		Moderadamente adequado		Inadequado	
	Não	%	Não	%	Não	%
Anteriormente	2	6,6	4	13,3	24	80
Depois	28	93,3	1	3,3	1	3,3

* Calculado com base no número total de estudantes inquiridos.

Antes de os alunos interagirem com o produto, 80% deles tinham um nível de conhecimento inadequado e, após a aplicação do produto, 93,3% deles tinham um nível de conhecimento adequado.

Quadro 2: Meios preferidos pelos alunos para receberem informações sobre a matéria.

Meios de aquisição de conhecimentos	**Não**	%*
Hiper-ambiente educativo	29	96,6
Sítios Web	1	3,3
Power point com hiperligação	0	0
Programa audiovisual	0	0

96,6% dos estudantes selecionaram o ambiente hipereducativo como o meio preferido para obter informações sobre matéria.

Quadro 3: Avaliação do hiperambiente de acordo com critérios especializados.

Aspectos a avaliar	Avaliação	Não	%**
Qualidade da apresentação	Elevado	3	75
	Media	1	25
	Baja	0	0
Qualidade da execução	Elevado	4	100
	Media	0	0
	Baja	0	0
Qualidade do conteúdo	Elevado	4	100
	Media	0	0
	Baja	0	0
Praticidade	Total	4	100
	Parcial	0	0
	Nenhum	0	0

**Calculado com base no número total de especialistas.

100% dos especialistas concluíram que a qualidade da implementação do conteúdo do hiperambiente era elevada e que este é de plena utilização prática.

Quadro 4: Avaliação do hiperambiente segundo os critérios dos alunos

Aspectos a avaliar	Avaliação	Não	%
Facilidade de utilização e interação	Total	29	96,6
	Parcial	1	3,3
	Nenhum	0	0
Qualidade das imagens, vídeos e simulações de som	Ata	30	100
	Media	0	0
	Baja	0	0
Compreender o conteúdo	Adequado	30	100
	Moderadamente adequado	0	0
	Inadequado	0	0
Design e cores	Adequado	28	93,3
	Moderadamente adequado	2	6,6

	Inadequado	0	0
Ajuda na integração de conteúdos	Total	30	100
	Parcial	0	0
	Nenhum	0	0

*

100% dos alunos consideraram que a qualidade das imagens e dos vídeos era elevada, que a compreensão dos conteúdos era adequada e que o hiperambiente ajuda a integrar plenamente os conteúdos.

Tabela 5: Nível de satisfação dos alunos com o hiperambiente.

Aceitabilidade da sua utilização como meio da educação	**Não**	**%***
Aceite	30	100
Não aceite	0	0

*

100% dos alunos aceitaram a utilização do hiperambiente como auxiliar didático de apoio ao ensino.

Tabela 6: Motivação dos alunos com o hiperambiente.

Motivação	**Não**	**%***
Sim	30	100
Não	0	0

*

100% dos alunos sentiram-se motivados pelo hiperambiente.

DISCUSSÃO

O hiperambiente Stom-HIV-Soft. como material didático de apoio ao ensino permite a consolidação, integração e aplicação prática de conhecimentos sobre o VIH/SIDA e a sua relação com os cuidados médicos em cirurgia oral, de importância vital para a formação integral dos alunos como futuros profissionais em Estomatologia.

Os hiperambientes educativos são um grande atrativo para os estabelecimentos de ensino, que consideram as suas apresentações como um instrumento pedagógico útil. Devem ser, acima de tudo, dinâmicos para que os alunos mais jovens lhes prestem toda a atenção e a aprendizagem seja um êxito [(13)].

Após a confeção do multimídia, o mesmo foi submetido à avaliação de especialistas, onde a utilidade prática do produto nesta pesquisa acabou sendo a variável mais valorizada, sendo que todos os especialistas foram de igual opinião quanto ao benefício que a implementação do material representa no curso de graduação, pois afirmam que o mesmo constitui uma alternativa didática de apoio ao processo de ensino educacional.

Após a interação dos alunos com o produto, observou-se um aumento significativo dos conhecimentos relacionados com o tema, relativamente aos resultados obtidos no diagnóstico inicial realizado, resultados que contribuem para confirmar a qualidade e a eficácia do meio de ensino em questão.

Um hiperambiente baseia-se no diálogo entre os utilizadores e os conteúdos, onde a conceção e a realização (meios audiovisuais) são os principais factores para captar a sua atenção, uma vez que o êxito depende de a pessoa, o recetor ou o utilizador poderem relacionar-se plenamente com a apresentação [13], aspeto que foi alcançado com este produto, uma vez que a grande maioria alunos avaliou estes elementos como tendo uma elevada qualidade, conseguindo a transmissão da mensagem, o que facilita e estimula a revisão do seu conteúdo, permitindo a aplicação prática dos conhecimentos adquiridos e o desenvolvimento de competências.

Outro aspeto a ter em conta é que o tema abordado não só tem um impacto importante no panorama atual do país e da província de Santiago de Cuba, mas também constitui um tema cujo conteúdo bibliográfico é muito amplo, que se encontra disperso em diferentes disciplinas do curso de Estomatologia e por isso muitas vezes é mais difícil para os alunos integrarem todos os conteúdos, razão pela qual este hiperambiente não só integra os conteúdos estabelecidos no plano de estudos no que diz respeito ao tema do VIH/SIDA e a sua relação com os cuidados médicos em cirurgia oral, Todos estes aspectos foram bem conseguidos, uma vez que todos os alunos que participaram afirmaram que o hiperambiente lhes proporcionou uma ajuda total na integração dos conteúdos, Além disso, a importância do produto baseia-se neste aspeto, uma vez que no país existem muitos produtos multimédia relacionados com a prevenção do VIH/SIDA, como o realizado pelos autores Estévez Solano e Bravo de las Casas [14], bem como outros mais relacionados com a carreira médica, No entanto, são escassos os produtos relacionados com a estomatologia e a cirurgia oral e, na pesquisa na internet, não se encontrou nenhum nesta província que integrasse todos os aspectos do plano de estudo relacionados com este tema, mas que também fosse além das manifestações orais desta patologia e conseguisse refletir outros aspectos importantes do tratamento cirúrgico oral, assim o programa de intervenção educativa dirigido às pessoas que vivem com o VIH, que suporta grande parte dos cuidados estomatológicos destes pacientes em Cuba.

Autores como Monteagudo [15] recomendam a utilização de software educativo em disciplinas relacionadas com o VIH/SIDA; além disso, a sua utilização no ensino universitário e especialmente em estudantes da área da saúde favorece a motivação dos alunos e, por conseguinte, aumenta as possibilidades de uma maior aprendizagem, aspeto que foi alcançado com a criação deste produto, uma vez que todos os alunos referiram sentir-se motivados com o hiperambiente educativo Estom-HIV-Soft.

CONCLUSÕES

O hiperambiente educativo Estom-VIH-Soft foi concebido para integrar os conteúdos fundamentais relacionados com o VIH-SIDA e a sua relação com os cuidados médicos em cirurgia oral, conseguindo-se um aumento dos conhecimentos relacionados com o tema após a interação dos alunos com o software em comparação com os resultados obtidos diagnóstico inicial lhes foi aplicado.

RECOMENDAÇÕES

Recomenda-se a generalização do produto a todos os alunos, bem como o alargamento da suasua utilização nãoapenas aos graduação mas também parapós-graduação.

REFERÊNCIAS BIBLIOGRÁFICAS

1- Murillo Ladinez N Y. Lesiones Ulcero Necrozante Agudas y su relación con el VIH/SIDA [tese de doutoramento]. Guayaquil: Universidade de Guayaquil. Faculdade Piloto de Odontologia ;2014

2- VIH e SIDA. Dados estatísticos. Infomed. 2017. [citado 17 de março de 2018]. Disponível em: http://temas.sld.cu/vihsida/informacion-basica/sobre-vih-y- sida/datos-estadisticos/resumen-2017/.

3- Alemán Miranda O, Jardón Caballero J, Domínguez Y. Infectología y parásitos en Estomatología [monografia na Internet]. Madrid: Editorial Académica Española ;2017. [citado 10 de março de 2018]. Disponível em: https://www.amazon.es/Infectología-y-parásitos-en

Estomatología/dp/6202235594

4- Gallardo-Rosales R, Castillo-Torres K, Alegría-Conejeros P, Blackburn-Tapia E. Manifestações orais em pacientes com HIV/AIDS no Hospital Base de Valdivia no Chile. CES Odont Rev [revista na Internet] 2016. [citado 17 de março de 2018]; 29(2): 12-19. Disponível emwww.scielo.org.co/pdf/ceso/v29n2/v29n2a03.pdf

5- Alemán Miranda O, Jardón Caballero J, Domínguez Y. Condições orais relacionadas com o VIH/SIDA. [monografia na Internet]. Madrid: Editorial Academica Española ;2017. [citado 17 de março de 2018]. Disponível em: https://www.amazon.es/Afecciones-bucodentales-relacionadas-VIH-SIDA/.../3330091.

6- Alemán Miranda O, Domínguez Y, Aput A. Biossegurança no VIH/SIDA. [monografia na Internet]. Madrid: Editorial Academica Española ;2017. [citado 10 de março de 2018]. Disponível em:

https://www.amazon.es/Bioseguridad-SIDA-Otto-Alemán- Miranda/dp/6202249889

7- Sierras Gómez, M. [citado em 17 de março de 2018]. Diseño de medios y recursos didácticos [monografia sobre a Internet] Madrid: Innovación y cualificación; 2012 [citado 15 de março de 2018]. 2018].Disponível em: https://books.google.com.cu/books?id=1Hlbqe31EncC&pg=PA9&lpg=PA9&dq=Innovaci%C3%B3n+y+cualificaci%C3%B3n.+Dise%C3%B1o+de+meios+e+re+did%C3%A1ctical+courses&source=bl&ots=kgoq5GlkNl&sig=-flpUncUzA1v9r0ESF_Znopy0q4&hl=pt-419&sa=X&ved=2ahUKEwiamsbq34HeAhVwqlkKHQ3PDGYQ6AEwCnoECAQQAQ#v=onepage&q=Innovation%C3%B3n%20and%20qualification%C3%B3n.%20Di se%C3%B1o%20de%20medios%20y%20recursos%20did%C3%A1cticos&f=false

8- Ruiz Piedra AM, Gómez Martínez F. Software educativo e princípios éticos. Educ Méd Super [Revista na Internet] 2013 [citado em 6 de março de 2018]; 27(2): 160-5. Disponível em: http://www.ems.sld.cu/index.php/ems/article/view/161/84

9- Díaz del Mazo L, Ferrer González S, García Díaz R, Duarte Escalante A. Mudanças nos conhecimentos e atitudes em saúde oral em adolescentes do Reparto Sueño. MEDISAN [Revista na internet] 2001 [citado 3 fevereiro 2018]; 5(2): 4-7 .Disponível. em: http://www.bus.sld.cu/revistas/san/00/15201/san/0121.htm

10- Maita Veliz L, Ramos Perfecto D, Maita Castañeda L M, Gálvez Calla LH. Doenças periodontais necrosantes Parte I. Odontol. Sanmarquina [revista na Internet] 2014. [cited 10 March 2018]; 17(1):35-39. Disponível em: revistasinvestigacion.unmsm.edu.pe/index.php/odont/article/view/9768

11- Benito Urdaneta M. Manifestações orais em pacientes HIV-positivos e sua relação com os valores de linfócitos CD4. Act Odont Ven [Journal on the Internet] 2007. www.actaodontologica.com/ediciones/2017/2/manifestaciones_bucales_pacien[cited 17 March 2018]; 45(2):1-7 Disponível em: tes_vih_positivos.asp

12- Expósito Delgado AJ, Vallejo Bolaños E, Martos Cobo EG. orais da infeção pelo VIH na infância: artigo de revisão. Med Oral Patol [Journal on the Internet] 2004. [cited 17 March 2018]; 9:410-20. Disponible en:scielo.isciii.es/scielo.php?script=sci_arttext&pid=S1698- 44472004000500006

13- Rodino Perri, A. Los medios audiovisuales y su uso en la enseñanza a distancia. [monografia na Internet] Costa Rica: Universidad estatal a distancia. 2017. [citado em 17 de março de 2018]. Disponível em: https://books.google.com.cu/books?id=xC7ilzBl8pkC&pg=PA120&lpg=PA120& dq=Los+medios+audiovisuales+y+y+su+uso+en+la+ense%C3%B1anza+a+distancia.+Costa+Rica:+Universidade+estatal+a+distância&source=bl&ots=Zt4OkFn 2dY&sig=bxFxoHvw3QuI32y6yRSYgMoo9Wk&hl=pt- 419&sa=X&ved=2ahUKEwiFj-W_5lHeAhWQpFkKHQ-JDPEQ6AEwAnoECAcQAQ#v=onepage&q=The%20media%20audiovisuals %20y%20su%20uso%20en%20la%20ense%C3%B1anza%20a%20distancia. %20Costa%20Rica%3A%20Universidad%20estatal%20a%20distancia&f=false

14- Estevez Solano.R, Bravo de las Casas.M. Desenho de um software educativo para a prevenção de infecções sexualmente transmissíveis. SIDASTUDI.2009.

[citado 6 de março de 2018]. Disponible en:http://www.sidastudi.org/es/registro/d25f08042482367a01269a9547db0363

15- Monteagudo Medrano K. Software educativo para contribuir com a prevenção das DST/HIV/AIDS em adolescentes de Cifuentes.2017 [citado 6 de março de 2018]. Disponível emwww.enfermeria2017.sld.cu/index.php/enfermeria/2017/paper/download/188/36

BIBLIOGRAFIA

EMPREGADO PARA A CONCEPÇÃO DO HIPERENTÓRIO EDUCATIVO Estom-VIHSoft.

1- Coletivo de autores. Manual de Bioseguridad Estomatológica. Havana: Editorial Ciencias Médicas, 2007.

2- Coletivo de autores. Compêndio de Periodontia. 2ª ed. Havana: Editorial Ciencias Médicas,2017.

3- González Naya G, Montero del Castillo ME. Estomatologia Geral Integral Havana: Editorial Ciencias Médicas, 2013.

4- Santana Garay, J. C. Infeção pelo VIH no complexo oral. Havana: Editorial Ciencias Médicas, 2000.

5- Coletivo de autores. Programa Nacional de Atención Estomatológica a la Población. Havana: Editorial Ciencias Médicas, 2017.

6- Alemán Miranda O, Jardón Caballero J, Domínguez Y. Condições orais relacionadas com o VIH/SIDA. [monografia na Internet]. Madrid: Editorial Academica Española ;2017. [citado 17 de março de 2018]. Disponível em: https://www.amazon.es/Afecciones-bucodentales-relacionadas-VIH-SIDA/.../3330091.

7- Alemán Miranda O, Domínguez Y, Aput A. Biossegurança no VIH/SIDA. [monografia na Internet] Madrid: Editorial Academica Española ;2017. [citado 10 de março de 2018]. Disponível em: https://www.amazon.es/Bioseguridad-SIDA-Otto-German-Miranda/dp/6202249889

8- VIH e SIDA. Dados estatísticos. Infomed. 2017. [citado 17 de março de 2018]. Disponível em: http://temas.sld.cu/vihsida/informacion-basica/sobre-vih-y- sida/datos-estadisticos/resumen-2017/.

9- Santana Garay JC. Atlas de patologia do complexo bucal. 2ª.ed. Havana: Editorial Ciencias Médicas, 2010.

10- Alemán Miranda O, Jardón Caballero J, Domínguez Y. Infetologia e parasitas em Estomatologia. [monografia na Internet]. Madrid: Editorial Académica Española ;2017. [citado 10 de março de 2018]. Disponível em: https://www.amazon.es/Infectología-y-parásitos-en

Estomatología/dp/6202235594

11- Donado Rodríguez M, Martínez-González JM. Cirurgia Oral. Pathology and Technique 4th ed. Espanha: Elsevier, 2014.

12- Maita Veliz L, Ramos Perfecto D, Maita Castañeda L M, Gálvez Calla LH. Doenças periodontais necrosantes Parte I. Odontol. Sanmarquina [revista na Internet] 2014. [cited 10 March 2018]; 17(1):35-39. Disponível em:

revistasinvestigacion.unmsm.edu.pe/index.php/odont/article/view/9768

13- Murillo Ladinez N Y. Lesiones Ulcero Necrozante Agudas y su relación con el VIH/SIDA [tese de doutoramento]. Guayaquil: Universidade de Guayaquil. Faculdade Piloto de Odontologia ;2014.

14- Benito Urdaneta M. Manifestações orais em pacientes HIV-positivos e sua relação com os valores de linfócitos CD4. Act Odont Ven [revista na Internet]. 2007 [citado 17 de março de 2016]; 45(2):2. www.actaodontologica.com/ediciones/2017/2/manifestaciones_bucales_pacienDisponí vel em: tes_vih_positivos.asp

15- Expósito Delgado AJ, Vallejo Bolaños E, Martos Cobo EG. Manifestações orais da infeção pelo VIH na infância: artigo de revisão. Med Oral Patol [revista na

Internet] 2004. [cited 17 March 2018]; 9:410-20. Disponível em: scielo.isciii.es/scielo.php?script=sci_arttext&pid=S1698- 44472004000500006

16- Gallardo-Rosales R, Castillo-Torres K, Alegría-Conejeros P, Blackburn-Tapia E. Manifestações orais em pacientes com HIV/AIDS no Hospital Base de Valdivia no Chile. Rev CES Odont [revista na Internet] 2016.[cited 17 March 2018]; 29(2): 12-19. Disponível emwww.scielo.org.co/pdf/ceso/v29n2/v29n2a03.pdf

Anexo 1 Inquérito sobre os conhecimentos. Por favor, assinale a resposta correta com um X

1- A estomatite angular manifesta-se clinicamente como fissuras ou fendas que afectam a estomatite:

a--- canto da boca. b--- palato.

c--- soalho da boca. d--- língua.

e--- mucosa bucal.

2- As principais manifestações orais da SIDA são: a-_____candidíase
b- _ leucoplasia pilosa
c- __ gengivite fibrosa crónica
d- _ gengivite necrosante
e- _Sarcoma de Kaposi
f- _linfomas não-Hodgkin.
g- _Cancro duro

3- Um doente do sexo masculino, de 30 anos de idade, com diagnóstico de seropositividade, veio à clínica para um check-up periódico. Durante o exame intra-oral, foi detectado o 36 com perda de vitalidade e destruição coronária, pelo que se decidiu extrair o dente. Durante a realização do procedimento, o estomatologista corta-se durante a sindesmotomia. Assinale com um X o tratamento imediato da área exposta.

---- Lavar a ferida ou a punção com água e sabão (não aplicar desinfectantes como o hipoclorito espremer a ferida).

---- Lavar as mucosas afectadas com água abundante.

---- Lavar a ferida ou a punção com água e sabão. Em seguida, aplicar substâncias desinfectantes na ferida.

__ Limpar a ferida com gaze embebida em hipoclorito de sódio e, em seguida, cobrir a ferida.

4- Assinalar V ou F, consoante o caso.

___ O sarcoma de Kaposi é um tumor maligno do endotélio linfático causado pelo vírus do papiloma humano. Ocorre intra-oralmente.

___ O linfoma não Hodgkin difuso e indiferenciado é uma doença maligna associada ao VIH. A maioria é de origem de células B e o vírus Epstein Barr é encontrado nas células vários casos.

_____ A leucoplasia pilosa é tratada no primeiro nível de cuidados.

___ As alterações pediátricas mais comuns no complexo oral devido à infeção pelo VIH o líquen plano e a candidíase oral.

Assinala a resposta correta com um X

5- As precauções universais a serem tomadas pelo dentista para evitar a infeção incluem:

__ Evitar o contacto da pele ou das mucosas com sangue e outros fluidos de precaução universal em todos os doentes através de barreiras de proteção.

____ Lavagem à mão.

____Utilização de luvas (nunca substitui a lavagem das mãos).

____Utilização de toucas em zonas cirúrgicas.

____ Utilização de botas em zonas cirúrgicas.

____ Evitar acidentes de trabalho.

____ Colocar a tampa na agulha depois de terminar.

6- O VIH é uma doença que aflige atualmente a humanidade, com a incidência da doença a aumentar ao longo dos anos. Para evitar a propagação da doença, podemos:

____Abstinência

____Monogamia

___ Conhecer os hábitos, costumes e comportamentos sexuais do parceiro antes de iniciar as relações sexuais.

____Ter uma vida sexual ativa e desprotegida

__ Uma vez alcançada uma relação estável, abandonar o uso do preservativo.

7- As vias de transmissão do VIH são:

____Sexual

____Sangue

____ Perinatal

____ Contacto com a saliva

____Digestivo

____ Respiratório

8- Faz corresponder os itens da coluna A com os da coluna B.
A B

1- SIDA

____Manchas Koplik
____ Estrias de Wickham.

____Periodontite necrosante
____Tríade de Hutchinson
____ Eritema gengival linear

Anexo 2. Questionário.

Por favor, responda ao seguinte inquérito da forma mais honesta possível. O inquérito é anónimo e confidencial, pelo que contamos com a sua colaboração para o desenvolvimento da nossa investigação.

Gostaríamos de saber qual das opções prefere para receber informações relacionadas com o VIH-SIDA e a sua relação com a prática dentária

____hiper-ambiente educativo

____Programa audiovisual

____Sítios Web

____Powerpoint com hiperligações

Anexo 3. Questionário para avaliação de produtos por especialistas.

Escrevo-vos para pedir a vossa colaboração para a vossa competência profissional e para colocar à vossa consideração o seguinte material considerado como um hiperambiente educativo. Agradecemos a vossa atenção e a ajuda prestada, que será muito útil no nosso trabalho atual.

Nome e ____

_____

Formado ____

Cargo ____

Categoria ____

Categoria ____

Assinale com um X a avaliação que faz das variáveis abaixo mencionadas depois de ter interagido com o hiperambiente educativo:

1- Qualidade da apresentação

----Alto ------Médio ---------------Baixo

2- Qualidade da execução

----Alto ------Médio----------------Baixo

3- Qualidade científica

----Alto ------Médio ------------- Baixo

4- Utilidade prática

---- Total ----- Parcial ------------- Nenhum

Outros critérios que considere podem contribuir para a qualidade do produto:

Anexo 4.

Questionário sobre a opinião dos estudantes relativamente à qualidade e utilidade do produto.

1- Como é que o hiperambiente educativo Estom-VIHSoft o ajudou a integrar os conhecimentos?

____

____

Não _

2- A qualidade das imagens, dos vídeos e das simulações de som foi: _

____

____

3- Considera que a Estom-VIHSoft é fácil de utilizar? ____

____

Não proporciona ______________

4- O design e as cores eram? _

Moderadamente ____________________

____

5- Aceita este produto didático como um material didático de apoio às actividades de ensino?

Aceite_______________ Não _______

6- Foi motivado pelo produto?

Sim_ Não ______

7- A sua compreensão do conteúdo do produto foi: _____

Moderadamente _______________

____

ANEXO 5

Aprovação da aplicação de Estom-VIH-Soft

Afirmamos que o hiperambiente foi aplicado com êxito na Faculdade de Estomatologia da Universidade de Ciências Médicas de Santiago de Cuba, demonstrando a sua acessibilidade e utilidade através de um estudo realizado com alunos do 5º ano de Estomatologia.

____

Dr.ª Lizel Diaz del Mazo

Diretor da Faculdade de Estomatologia de Santiago de Cuba

Anexo 6. Consentimento informado

Afirmo que, após ter sido informado pelo Chefe do Departamento de Estomatologia Geral Integral da Faculdade de Estomatologia dos objectivos desta investigação, aceito participar na mesma sabendo que

O estudo não afectará a minha integridade física e mental, a minha participação servirá para melhorar a qualidade do ensino na carreira de Estomatologia.

Nome e ____

____

ANEXO:7

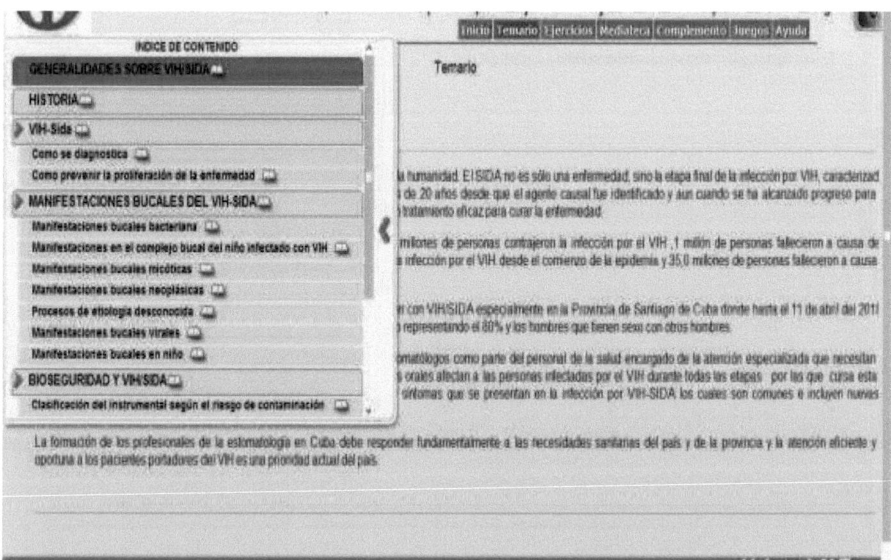
Inicio
Temario
Ejercicios
Mediateca
Complemento
Juegos
Ayuda
INDICE DE CONTENIDO
GENERALIDADES SOBRE VIH/SIDA
HISTORIA
VIH-Sida
Como se diagnostica
Como prevenir la proliferación de la enfermedad
MANIFESTACIONES BUCALES DEL VIH-SIDA
Manifestaciones bucales bacterianas
Manifestaciones en el complejo bucal del niño infectado con VIH
Manifestaciones bucales micóticas
Manifestaciones bucales neoplásicas
Procesos de etiología desconocida
Manifestaciones bucales virales
Manifestaciones bucales en niño
BIOSEGURIDAD Y VIH/SIDA
Clasificación del instrumental según el riesgo de contaminación
Temario
La formación de los profesionales de la estomatología en Cuba debe responder fundamentalmente a las necesidades sanitarias del país y de la provincia y la atención eficiente y oportuna a los pacientes portadores del VIH es una prioridad actual del país.

ANEXO:8

El reconocimiento temprano, el diagnóstico y el tratamiento de las lesiones orales asociadas a la infección por VIH pueden reducir la ______

La candidiasis ______ y ______

Las manifestaciones orales relacionadas con el SIDA pueden clasificarse en ______

En el manejo de las personas expuestas a sangre o fluidos potencialmente contaminados el primer paso a seguir es ______

El periodo de incubación del VIH puede extenderse hasta ______

Las gafas protectoras deben ser ______ y ______ al rostro y han de ______

En el grupo de las neoplasias, la más relacionada con el VIH es ______

El deterioro de los guantes, se produce por el empleo de agentes ______ , ciertas lociones de base de aceite o el calor, como la autoclave.

Se recomienda mantener las agujas dentro de su tapa durante el tratamiento y también la realización de la ______ durante el uso del instrumental de tartrectomía.

Los dientes extraídos para ser usados en la docencia a los alumnos de estomatología, deben considerarse ______ porque contienen sangre y toda persona que los transporte debe tener el cuidado necesario

Previo a cualquier manipulación docente por los estudiantes, los dientes extraídos deben ______ con detergente y agua, o con un ______ posteriormente se sumergerán en una solución fresca de hipoclorito de sodio al 1:10 u otro líquido germicida; las personas que realicen estas manipulaciones siempre deben usar guantes y tomar todas las medidas conocidas y presentadas para evitar la contaminación.

En Cuba existe un Programa de intervención educativa dirigido a personas que viven con VIH que tiene como título ______ el cual cuenta de ______ encuentros distribuidos por temáticas.

Como objetivo ______ del Programa de intervención educativa dirigido a personas que viven con VIHD se encuentra demostrar la importancia de conocer los aspectos esenciales de esta entidad patológica que afecta ______

Las pruebas que se realizan para hacer un diagnóstico de VIH detectan los anticuerpos que el organismo produce como respuesta ante tal infección. En CUBA se realizan dos tipos de pruebas ______ y ______

ANEXO:9

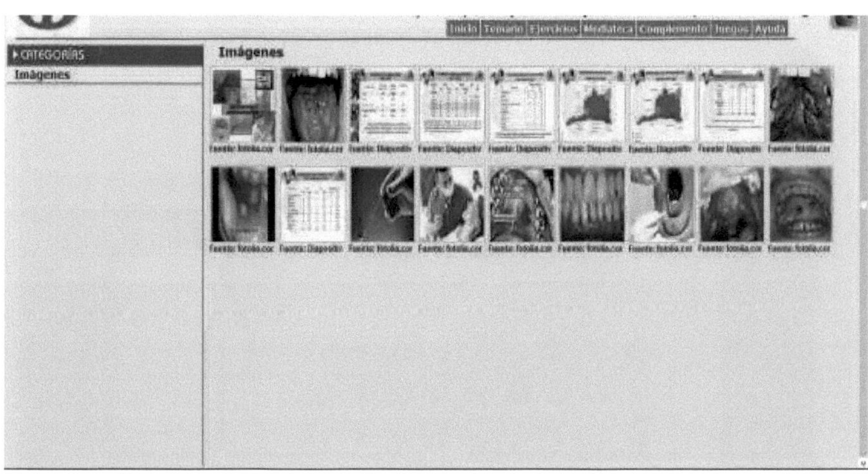

Inicio
Temario
Ejercicios
Mediateca
Complemento
Juegos
Ayuda
CATEGORÍAS
Imágenes
Imágenes

ANEXO:10

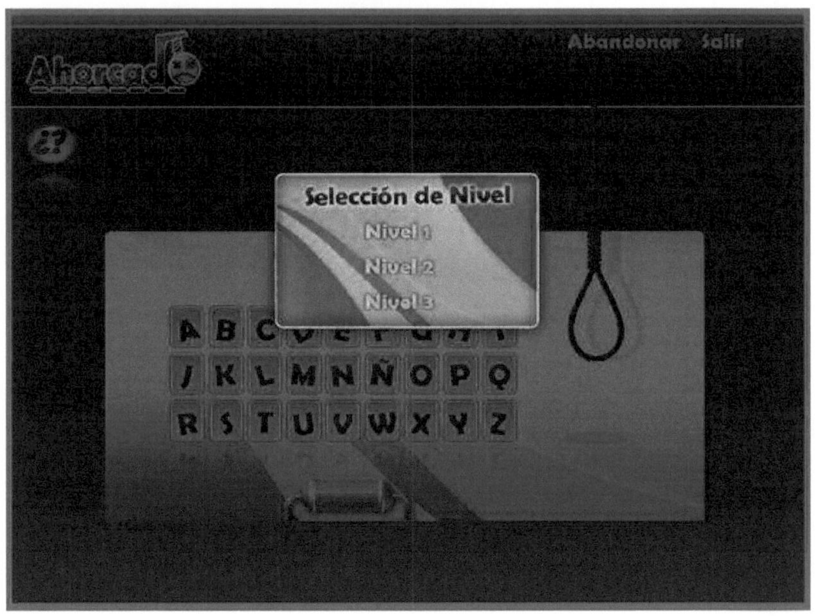
Abandonar
Salir
Selección de Nivel
Nivel 1
Nivel 2
Nivel 3
J K L M N Ñ O P Q
R S T U V W X Y Z

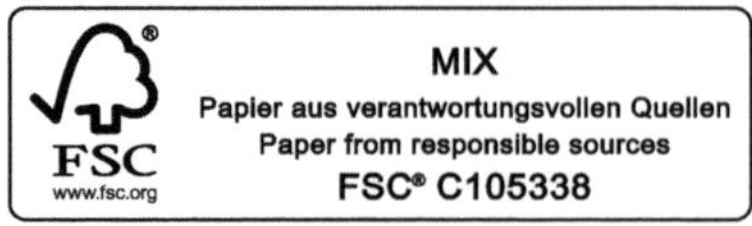

Printed by Books on Demand GmbH, Norderstedt / Germany